BEI GRIN MACHT SICH IHR
WISSEN BEZAHLT

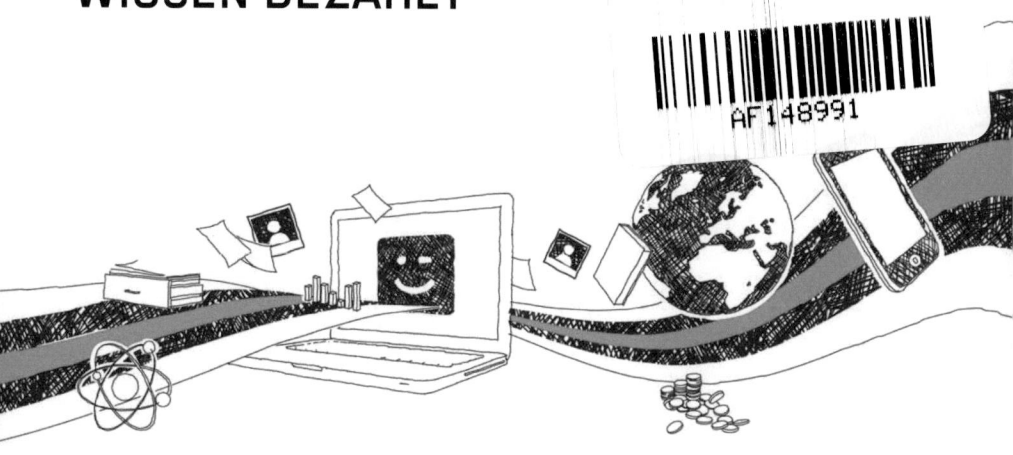

- Wir veröffentlichen Ihre Hausarbeit,
  Bachelor- und Masterarbeit

- Ihr eigenes eBook und Buch -
  weltweit in allen wichtigen Shops

- Verdienen Sie an jedem Verkauf

Jetzt bei www.GRIN.com hochladen und kostenlos publizieren

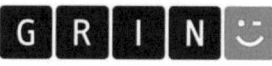

Fabian Renger

Unternehmensführungsgesichtspunkte des Medizinischen Versorgungszentrums, insbesondere der Beschaffung, Finanzierung / Investition und des Qualitätsmanagements

GRIN Verlag

Bibliografische Information der Deutschen Nationalbibliothek:

Die Deutsche Bibliothek verzeichnet diese Publikation in der Deutschen National-
bibliografie; detaillierte bibliografische Daten sind im Internet über http://dnb.d-
nb.de/ abrufbar.

Impressum:

Copyright © 2012 GRIN Verlag GmbH
Druck und Bindung: Books on Demand GmbH, Norderstedt Germany
ISBN: 978-3-656-13461-9

Dieses Buch bei GRIN:

http://www.grin.com/de/e-book/189282/unternehmensfuehrungsgesichtspunkte-
des-medizinischen-versorgungszentrums

GRIN - Your knowledge has value

Der GRIN Verlag publiziert seit 1998 wissenschaftliche Arbeiten von Studenten, Hochschullehrern und anderen Akademikern als eBook und gedrucktes Buch. Die Verlagswebsite www.grin.com ist die ideale Plattform zur Veröffentlichung von Hausarbeiten, Abschlussarbeiten, wissenschaftlichen Aufsätzen, Dissertationen und Fachbüchern.

Besuchen Sie uns im Internet:

http://www.grin.com/

http://www.facebook.com/grincom

http://www.twitter.com/grin_com

Unternehmensführungsgesichtspunkte des Medizinischen Versorgungszentrums, insbesondere der Beschaffung, Finanzierung / Investition und des Qualitätsmanagements

Fabian Renger, M.A.

Zusammenfassung:

Zum 01.01.2004 hat der Gesetzgeber die Medizinischen Versorgungszentren [kurz: MVZs] zur vertragsärztlichen Versorgung zugelassen. Hieraus erfolgten grundlegende Änderungen für das deutsche Gesundheitssystem, die in ihrer Wirksamkeit noch lange nicht geklärt sind. Ziel des Gesetzesentwurfes war, die Zusammenarbeit der Ärzte und des ärztlichen Personals untereinander zu fördern und Möglichkeiten zu schaffen, Kapital aus der medizinischen Industrie für den medizinischen Versorgungsbereich zu binden. Weiterhin erhoffte sich der Gesetzgeber von den Strukturänderungen eine bessere Verzahnung der Sektoren ambulant – stationär und eine medizinische Versorgung der Bevölkerung „aus einer Hand".[1]

Ein Wachstum werden auch die MVZ-Typen verzeichnen, die von sonstigen Leistungserbringern der GKV geführt werden, denn die Synergieeffekte aus diesen Kooperationsformen sind klar erkennbar.

Ärztlich geführte MVZs werden nur in der besonderen Form der Zweig-MVZs, bzw. als MVZ-Kette ein weiteres deutliches Wachstum verzeichnen, wogegen

---

[1] Vgl. Distler, (2010), Die Einführung Medizinischer Versorgungszentren und ihre Auswirkungen auf den Arzt als Freiberufler, S. 1, Gibis, Köhler, Ambulante Chirurgie in Medizinischen Versorgungszentren – Trends und Entwicklungen, in: Zentralbl Chir. 2011 Apr;136(2):185-9. Epub 2011 Feb 3, Renger, (2012a), Typisierung des Medizinischen Versorgungszentrums von Freiberuflern als Beitrag zur Unternehmensführung, S. 1, Renger, (2009), Aspekte der Personalauswahl in Medizinischen Versorgungszentren unter besonderer Berücksichtigung des Interventionsmodells von Kieser, S.1-102 u.a.

ausschließlich ärztlich geführte Einzel-MVZs möglicherweise geringere Einflussmöglichkeiten besitzen.[2] Durch die Entwicklungen im medizinischen Bereich wurde in den letzten Jahren erkennbar, dass das MVZ in Deutschland durchaus einen bestimmten Stellenwert erreicht hat. Außerdem sieht man, dass es, in Bezug auf die Kategorien Eigentümerstruktur, Gesellschaftsform, Mitarbeiterzahl u.a., viele unterschiedliche MVZs gibt und sich verschiedene „MVZ-Typen" herauskristallisieren.[3]

---

[2] Vgl. Blümm, (2009), Chancen des Medizinischen Versorgungszentrums im Deutschen Gesundheitswesen, S. 107, Renger, (2012a), S. 1, ebenda

[3] Vgl. Renger, (2012a), S. 1

Inhaltsverzeichnis:

1 Unternehmensführungsaspekte des MVZs

Die Unternehmensführung in MVZs lässt sich in betriebswirtschaftliche Bereiche untergliedern. Im folgenden Beitrag werden die Bereiche Beschaffung, Finanzierung / Investition und Qualitätsmanagement in den MVZs unter die Lupe genommen.

1.1 Beschaffungsaspekte

Der Materialbereichsprozess ist so zu lenken, dass die Ziele und Plandaten möglichst eingehalten werden. Nach der Ermittlung des Bedarfs bzw. der Bestände an Material sind die Materialbeschaffung (Einkauf) und die Lagerung des Materials durchzuführen.

Die Schwierigkeiten der Realisation von Vorhaben im Materialbereich können beispielsweise in folgenden Problemfeldern bzw. Störgrößen begründet sein.[4]

---

[4] Vgl. Rahn, (2008), Unternehmensführung, S. 380-381

3

1.1.1 Führung im Materialbereich

Die personenbezogenen Störgrößen sind:
Führungsfehler der im MVZ zuständigen Mitarbeiter für den Materialbereich, und können beispielsweise aufgrund mangelnder Anreize zum Tragen kommen. Die internen sachbezogenen Störgrößen, z.B. hohe Beschaffungs- und Lagerkosten, ungeeignete Lagerbestandsstruktur, beträchtlicher durchschnittlicher Lagerbestand, geringe Lager-Umschlagshäufigkeit, lange Lagerdauer und zu teure Materialentsorgung wirken sich hier aus. Die externen sachbezogenen Störgrößen, z.B. mangelnde Lieferkapazitäten, Beschaffungsprobleme, Angebotsverknappung, Störanfälligkeit der Transportwege, erdrückende Wettbewerbsverhältnisse, zu hohe Beschaffungspreise und Kapazitätsauslastung der Hauptlieferanten des MVZ entfalten ebenso ihre Wirkung.[5]

1.1.2 Sicherheitsfragen

Aus Sicherheitsgründen ist Sorge dafür zu tragen, dass für jedes Beschaffungsobjekt mindestens zwei Lieferanten vorhanden sind. Im Hinblick auf die Leistungsfähigkeit der Lieferanten muss die Krisenfähigkeit gewahrt bleiben. Konstante Beschaffungspreise sind für das MVZ von großem Vorteil. Eine für das MVZ vorteilhafte Preisfestsetzung des Lieferanten muss also erhalten bleiben, denn es steigt die Gefahr von Lieferungsengpässen, wenn die Zulieferer ihren Verpflichtungen nicht nachkommen.[6]

1.2 Finanzierung- / Investitionsaspekte

Alle Maßnahmen der Kapitalbewirtschaftung, insbesondere die Bereitstellung liquider Mittel für Unternehmenszwecke. Liquidität bezeichnet die Fähigkeit, jederzeit fällige rechtsverbindliche Zahlungsverpflichtungen zu erfüllen. Da Einrichtungen im Gesundheitswesen oft einen Sicherstellungsauftrag haben, erstreckt sich die Auslegung der Finanzierung im Sinne der

---

[5] Vgl. Rahn, (2008), Unternehmensführung, S. 380-381, ebenda

[6] Vgl. Rahn, (2008), Unternehmensführung, S. 380-381

Selbstkostendeckung und der Kameralistik auch auf die Finanzierung der Gesundheitsleistung, so wie Verbraucher die Finanzierung von Konsumausgaben interpretieren.

Werden aber Einrichtungen des Gesundheitswesens als Unternehmen betrachtet, die auch mehr oder weniger erfolgsorientiert sein können, so gehören Vergütungen für Leistungen des MVZs oder auch Arzthonorare zum Leistungsbereich.[7]

1.2.1 Liquidität

Der Abgleich von der Beschaffung und Verwendung finanzieller Mittel erfolgt durch die Finanzplanung, die eine systematische Erfassung, die Gegenüberstellung und den Ausgleich zukünftiger Zu- und Abnahmen liquider Mittel darstellt. Das sind Bestände der Kasse, von Bankkonten, Tagesgelder, Forderungen usw. In jedem MVZ existieren Phasen, in denen der Finanzbedarf höher ist, wie beispielweise zu Jahresbeginn, in der Phase der Gründung, im Rahmen von Erweiterungs- und Spezialisierungsmaßnahmen usw.

Im weiteren Sinne umfasst das Finanzmanagement alle Maßnahmen zur optimalen Steuerung des betrieblichen Zahlungskreislaufes einschließlich der Investitionen.[8]

1.2.2 Investitionssteuerung

Unter Investition wird die Umwandlung von Finanzkapital in Sachvermögen zum Zwecke der Überschusserzielung verstanden. Nettoinvestitionen (meist Neuinvestitionen) umfassen Gründungsinvestitionen, Erweiterungsinvestitionen zur Vergrößerung der Produktionskapazität sowie Rationalisierungsinvestitionen, die der Steigerung der Produktivität dienen. Ersatzinvestitionen dienen dem Ersatz verbrauchter Betriebsmittel im MVZ sowie der Erhaltung und Existenzsicherung. Die Bruttoinvestitionen setzen sich aus Ersatz- und Nettoinvestitionen zusammen.[9]

---

[7] Vgl. Greiner, Schulenburg, von der, Vauth, (2008), Gesundheitsbetriebslehre, S. 304

[8] Vgl. Greiner, Schulenburg, von der, Vauth, S. 304, ebenda

[9] Vgl. Greiner, Schulenburg, von der, Vauth, (2008), S. 304-305

Wird das zur Investition benötigte Kapital von außen in das Unternehmen eingebracht, bezeichnet man dies als Außenfinanzierung (siehe Abb. 1 auf folgender Seite).

Abb. 1: Finanzierungsmatrix

Herkunft ＼ Rechtstellung	Eigenfinanzierung	Fremdfinanzierung
Innenfinanzierung	Gewinnthesaurierung	Rückstellung
Außenfinanzierung	Beteiligungsfinanzierung	Bankkredite, Lieferantenkredite

Abb. 1 in Anlehnung an Fleßa, (2007), S. 102

Im Gegensatz dazu spricht man von Innenfinanzierung, wenn die benötigten Mittel mittels Beteiligungen in das Unternehmen eingebracht werden oder im betrieblichen Leistungsprozess erwirtschaftet werden.

Eine Fremdfinanzierung für das MVZ liegt regelmäßig vor, wenn es sich um Fremdkapital handelt, wie Bankkredite, aber auch Pensionsrückstellungen. Die Investition und Finanzierung unterliegt in MVZs - anders als in klassischen Unternehmen - starker staatlicher Regulierung. Zum Ersten schränken die häufig vorliegenden gesundheitspolitischen Vorgaben die Möglichkeiten der Außenfinanzierung durch Einlagen- und Beteiligungen oder Fremdkapital stark ein. Zum Zweiten ist mangels Gewinnerzielung eine Eigenfinanzierung per Gewinnthesaurierung (Gewinneinbehaltung) nicht möglich.[10]

1.3 Qualitätsmanagement im MVZ

Grundlage für den Aufbau eines Qualitätsmanagementsystems ist, die Organisationsstrukturen und Prozesse des MVZs eindeutig und transparent zu machen, um Fehlerquellen zu erkennen, was gleichzeitig die Voraussetzung für ihre Beseitigung bedeutet. Ein konsequent praktiziertes medizinisches Qualitätsmanagementsystem soll durch Beherrschen der medizinisch-technischen, organisatorischen und menschlichen Faktoren, welche die Qualität der Behandlungsleistungen und der medizinischen Produkte beeinflussen, dabei helfen, Fehler durch ein transparentes System klarer Abläufe und Zusammenhänge zu vermeiden.[11]

1.4 Qualitätsmanagementsysteme

Qualitätsmanagementsysteme erfordern einen nicht unerheblichen Aufwand: Die betriebsinternen Organisationsstrukturen müssen kritisch hinterfragt und erforderliche Änderungen mit aller Nachhaltigkeit durchgesetzt werden.
Die Qualität von Behandlungs- und Serviceleistungen im MVZ ist im Wesentlichen abhängig von der Qualifikation und Motivation der Betriebsangehörigen, die die Leistungen ausführen. In dem Moment, in dem die Behandlungsleistung erbracht wird, hat der Patient sie auch schon erhalten.

---

[10] Vgl. Greiner, Schulenburg, von der, Vauth, (2008), S. 305

[11] Vgl. Frodl, (2010), Gesundheitsbetriebslehre, Betriebswirtschaftslehre des Gesundheitswesens, S. 215

Je mehr Zeit es in Anspruch nimmt, eine Behandlungs- und Serviceleistung zu erbringen und je mehr Mitarbeiter des MVZs daran beteiligt sind, desto höher mag auch die Anfälligkeit für Fehler sein.[12]

I Literatur

Blümm, B., (2009), Chancen des Medizinischen Versorgungszentrums im Deutschen Gesundheitswesen, S. 107, Diss. St.Elisabeth-Universität Bratislava 2009), Grin Verlag / Online-Publikation, URL: http://www.diplom.de/Chancen-Medizinischen-Versorgungszentrums-Deutschen-Gesundheitswesen/15361.html, (Stand: 04.01.2012)

Distler, B., (2010), Die Einführung Medizinischer Versorgungszentren und ihre Auswirkungen auf den Arzt als Freiberufler, (Diss. Uni Erlangen-Nürnberg), Schriftenreihe Gesundheitsmanagement und Medizinökonomie, Dr. Kovac, Hamburg, Band 11, S. 1

Fleßa, S., (2007), Betriebswirtschaftslehre der Nonprofit-Organisationen, in: BFuP, 61, Stille
Riesen, in: Financial Times Deutschland, Ausgabe vom 14.06.2007, S. 102

Frodl, A., (2010), Gesundheitsbetriebslehre, Betriebswirtschaftslehre des Gesundheitswesens, Gabler, S. 215

Gibis, B., Köhler, A., Ambulante Chirurgie in Medizinischen Versorgungszentren – Trends und Entwicklungen, in: Zentralbl Chir. 2011 Apr;136(2):185-9. Epub 2011 Feb 3, URL: http://www.ncbi.nlm.nih.gov/pubmed/21294082, Stand: 04.01.2012), u.a.

Greiner, W., Schulenburg, J.-M. von der, Vauth, C., (2008), Gesundheitsbetriebslehre, S. 181

Rahn, H.-J., (2008), Unternehmensführung, Friedrich Kiehl, Ludwigshafen, S. 380-381

Renger, F., (2012a), Typisierung des Medizinischen Versorgungszentrums von Freiberuflern als Beitrag zur Unternehmensführung, S. 1, [working paper], GRIN Verlag, e-Book

Renger, F., (2009), Aspekte der Personalauswahl in Medizinischen Versorgungszentren unter besonderer Berücksichtigung des Interventionsmodells von Kieser, (Master-Thesis Hochschule Aalen 2009)

---

[12]   Vgl.   Frodl,   (2010),   Gesundheitsbetriebslehre,   Betriebswirtschaftslehre   des Gesundheitswesens, S. 215, ebenda

II Zum Autor

Fabian RENGER, M.A. in Management / International Business; geboren 1979; Studium der Betriebswirtschaftslehre in Bamberg, Leipzig, Aalen, Seminarstudium in St. Gallen; seit 2009 Leiter der Controlling-Abteilung im MVZ Ärztepartnerschaft Dr. Renger, Dr. Becker in Heidenheim.

Forschungsschwerpunkte: Controlling in Medizinischen Versorgungszentren, Typologieentwicklung, Human Resources Solutions